VOIES D'ACCÈS

AU

SINUS SPHÉNOÏDAL

PAR

Le Dr Jules LABOURÉ (d'Amiens)

Ancien Interne
du Service Oto-Laryngologique de l'Hôpital Saint-Joseph

Ancien Externe
du Service Oto-Laryngologique des Hôpitaux de Paris

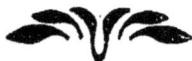

AMIENS

IMPRIMERIE YVERT & TELLIER

Rue des Jacobins, et Rue des Trois-Cailloux, 52

1905

VOIES D'ACCÈS

AU

SINUS SPHÉNOÏDAL

PAR

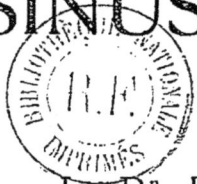

Le Dr Jules LABOURÉ (d'Amiens)

Ancien Interne
du Service Oto-Laryngologique de l'Hôpital Saint-Joseph
Ancien Externe
du Service Oto-Laryngologique des Hôpitaux de Paris

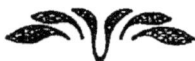

AMIENS

IMPRIMERIE YVERT & TELLIER

37, Rue des Jacobins, et Rue des Trois-Cailloux, 52

—

1905

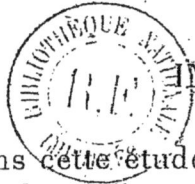

INTRODUCTION

Dans cette étude je me suis proposé de passer en revue les différentes voies d'accès qui ont été employées pour pratiquer la cure radicale de la sinusite sphénoïdale. Je décrirai sommairement les procédés qui n'ont eu pour partisan que leur auteur et sont rapidement retombés dans l'oubli.

Après une description anatomique précise et concise des sinus sphénoïdaux, de leurs faces, de leurs rapports avec les organes essentiels qui les avoisinent, j'exposerai les procédés actuellement en usage, faisant ressortir leurs difficultés, leurs dangers, leurs inconvénients, leurs avantages.

Je terminerai par l'étude de la voie qu'il me paraît préférable d'adopter, dans le plus grand nombre de cas, comme étant la plus simple, la plus pratique, la moins dangereuse.

On trouvera dans les observations jointes à mon travail des renseignements utiles et des données intéressantes qui viennent à l'appui de mes conclusions.

La sinusite sphénoidale peut exister seule, le plus souvent elle est associée à la suppuration d'un ou de plusieurs autres sinus.

Le coryza aigu, qui frappe surtout la mnqueuse pituitaire, ne laisse jamais complètement indemne les cavités accessoires qui ne sont que des diver-

pyème sphénoïdal ont leur origine dans le retentissement de l'infection sur les méninges de la base. Le diagnostic entre ces accidents infectieux et ceux dûs à une compression par tumeur de la base peut être épineux. Tous ces troubles se trouvaient réunis chez le même malade porteur d'une tumeur de la base, dont le professeur Raymond a rapporté l'histoire, dans ses *leçons sur les maladies du système nerveux*.

Son malade ne présentait comme antécédents personnels que des accès de fièvre palustre et un coryza chronique en 1892. En 1896, R... présentait, en résumé : « Une violente névralgie propagée aux trois branches du trijumeau, une hémianesthésie faciale, une hémianesthésie gustative, du trisme, de la sialorrhée, une ophthalmoplégie intéressant les différents rameaux de la troisième paire ainsi que le pathétique, une amblyopie de l'œil gauche, une propulsion de cet œil en avant, et de la surdité du même côté. » Il est tout à fait exceptionnel de rencontrer ces troubles au complet dans les infections d'origine sinusienne, parce que généralement la paroi postérieure présente à l'infection une résistance efficace. La face externe vient compléter la zone dangereuse du sinus sphénoïdal. Elle est d'une minceur extrême, ses rapports intimes avec les organes voisins rendent la propagation de l'infection sinusale tout aussi grave qu'au niveau des faces supérieure et postérieure. On trouve en avant le nerf optique qui, accompagné de l'artère ophthalmique, comble le canal optique ; en arrière, le sinus caverneux qui s'étend du trou déchiré antérieur à l'extrémité interne de la fente sphénoïdale.

De ces rapports différents en avant et en arrière, il résultera, suivant Guillemin et Terson, deux groupes de complications sur la face externe du sinus sphéuoïdal.

1° Si la lésion est *postérieure*, au niveau de la selle turcique, nous aurons tous les signes de la thrombose des sinus caverneux, avec les paralysies oculaires et les troubles résultant de l'altération des nerfs logés dans ses parois ;

2° Si la lésion est plus *antérieure*, si elle atteint le nerf optique, au niveau de son canal, ce sont les troubles de névrite qui dominent la scène.

Ce rapide énoncé des rapports des trois faces dangereuses du sinus sphénoïdal fait voir la gravité des complications susceptibles de se produire au cours d'un empyème sphénoïdal, et commande d'y manier les instruments avec prudence.

De simples considérations théoriques montrent que le sinus sphénoïdal, affectant une forme hexaèdrique, peut être abordé par chacune de ses faces. Mais d'autres considérations, anatomiques celles-là, en font immédiatement rejeter deux : les faces supérieure et postérieure. Je ne sache pas qu'on ait encore imaginé la résection du bulbe pour aborder le sinus sphénoïdal par derrière.

Quant à la *voie latérale*, on n'est pas peu étonné de voir certains auteurs la proposer. L'opération comprendrait les temps suivants :

a) Incision de la peau parallèlement à l'arcade zygomatique ;

b) Résection de l'arcade zygomatique ;

c) Section de l'apophyse coronoïde ;

d) Cheminement le long de la face inférieure de la base du crâne, pour aller, en évitant de blesser les nerfs maxillaires supérieur et inférieur, attaquer la face externe du sinus, au fond d'un puits étroit et profond.

Cette voie est longue, compliquée, dangereuse ; elle laisse de plus une cicatrice extérieure. Je ne sais même pas si les suppurations des prolongements du sinus sphénoïdal, dans la grande aile du sphnoïde, s'accompagnant de fistule de la fosse ptérygo-maxillaire, seraient de nature à la légitimer.

Il reste donc deux faces par lesquelles nous pourrons aborder le sinus sphénoïdal : la face inférieure, la face antérieure.

2° *Voie inférieure ou naso-pharyngienne.* — Scheeh la proposa le premier, en 1893. Son procédé opératoire consiste :

1° A fendre la muqueuse qui recouvre la partie basale du sphénoïde au moyen d'un bistouri brisé à angle ;

2° A appliquer un trépan coudé sur la paroi osseuse dénudée.

Les rapports anatomiques limitent cette voie. En effet, si l'on considère que la face inférieure du sinus appartient à la fosse nasale et empiète à peine sur le pharinx, que le vomer s'articule avec elle, en s'y étalant, ce qui rétrécit d'autant la surface d'attaque, que cette paroi contient des rameaux vasculaires en grande quantité et le nerf pharyngien de Bock, qui seraient fatalement lésés, et peut-être lésée aussi la carotide interne logée dans le trou déchiré antérieur, on arrive à cette conclusion que la voie bucco-pharyngée est moins simple qu'elle n'en a l'air. D'ailleurs, Hajek, cité par Lermoyez (1), enseigne qu'on ne doit pas chercher à ponctionner le sinus sphénoïdal, par cette voie, pour les raisons suivantes :

1° Parce qu'il faut employer, dans ce cas, un instrument coudé, avec lequel on a beaucoup moins d'adresse et de force qu'en se servant d'un instrument droit ;

2° Parce que la paroi inférieure ou pharyngienne du sinus est notablement plus épaisse que sa paroi antérieure ou nasale ;

3° Parce que, si le sinus est petit, on risque de pénétrer en arrière dans l'apophyse basillaire.

3° *Voie antérieure.* — C'est la dernière qu'il nous reste à examiner ; toutes les autres s'éliminent d'elles-mêmes ou l'ont été, par suite des difficultés qu'elles entraînent. La voie antérieure consiste à atteindre la face antérieure ; on y parvient par de nombreux procédés que je divise en deux classes :

1° Les procédés d'exception ;

2° Les procédés vraiment cliniques.

Les premiers ne nous intéressent plus qu'au point

(1) Lermoyez. *Annales des maladies de l'oreille*, etc., tome XX, 1894.

de vue historique, à part l'opération de Moure, excellente en elle-même, mais qui répond plus spécialement à l'extraction du sinus et des cellules ethmoïdales de volumineux corps étrangers ou tumeurs. Ces procédés sont :

1° *L'opération de Verneuil et Chalot.* — Ces auteurs sectionnaient le nez sur la ligne médiane, dans sa portion osseuse ou cartilagineuse, puis rejettaient en dehors sur la joue, l'une ou les deux moitiés. Ce procédé est suivi de déformation après cicatrisation.

2° *L'opération de Chassaignac* qui rabattait le nez tout entier du même côté vers la joue, il sacrifiait définitivement les os propres du nez, se donnait ainsi plus de jour, mais accentuait la difformité ;

3° *L'opération d'Ollier* qui mobilisait le nez de haut en bas.

Premier temps. On fait une incision en forme de fer à cheval commençant au niveau du bord postérieur de l'aile du nez à droite, remontant directement vers le point le plus élevé de la dépression naso-frontale, puis redescendant à gauche par le même chemin jusqu'au niveau du bord postérieur de l'aile du nez.

Deuxième temps. On récline de chaque côté la lèvre postérieure de l'incision et on scie la charpente du nez suivant l'incision cutanée. *On arrête la scie dès qu'on sent qu'on a dépassé les apophyses montantes.* On achève de mobiliser et on assure l'hémostase.

Pour aller aux sinus sphénoïdaux, il est inutile de mobiliser la cloison. On peut les ouvrir et curetter tous deux par la fosse nasale correspondante ; ce temps achevé, on remet le nez en place avec quelques points de suture. Le procédé d'Ollier, *seconde manière*, comprend en plus l'ouverture des sinus maxillaires, ce qui donne un jour plus considérable, mais inutile, à moins qu'on n'ait affaire, dans le cas spécial qui nous occupe, à une sinusite maxillaire associée. On remplacerait ainsi l'opération de Luc par une intervention à ciel ouvert sur le sinus maxillaire.

4° *Opération de Lawrence.* — Il désinserait le nez à sa partie inférieure, sectionnait l'apophyse montante du maxillaire inférieur et rabattait le nez sur le front. Cette opération laisse à sa suite une cicatrice visible.

5° *L'opération de Rouge* analogue à la précédente. — Pour éviter la cicatrice, il mène une incision partant de la première molaire gauche dans le sillon gingivolabial jusqu'à la première molaire droite. Dans un second temps, il sectionne au ciseau la cloison cartilagineuse, et relève les parties molles. L'hémorrhagie est abondante, mais on en vient cependant à bout par le tamponnement. L'opération intranasale terminée, on suture la cloison et la plaie gingivale.

Ces opérations ont le défaut commun de ne pas donner plus de jour en haut que la voie naturelle, et d'en donner surtout en bas, où l'opérateur n'en a pas besoin.

6° *Opération de Bardenhaüer-Goris.* — Pour répondre à ce reproche, Bardenhaüer et Goris ont proposé la résection des parois internes des sinus maxillaires ; c'est, somme toute, l'opération d'Ollier modifiée et adaptée à la sphénoïdotomie. Mais l'originalité de leur procédé consiste dans la décortication proposée pour éviter toute cicatrice visible. Bardenhaüer soignait deux malades dont les deux sinus maxillaires, les deux frontaux, les cellules ethmoïdales des deux côtés étaient atteints d'empyème, et qui refusaient toute incision visible, soit par caprice, soit par un souci exagéré de l'élégance. Bardenhaüer « détache d'une protubérance maxillaire à l'autre, en rasant les os, les tissus des joues, ainsi que les parties cartilagineuses du nez, rabattant donc tout le masque sur le front, en mettant à nu les os du nez et les bosses frontales, luxant les os nasaux en dehors, trépanant ensuite les sinus frontaux, procédant à l'évacuation des cellules ethmoïdales et vidant les sinus maxillaires, en défonçant la paroi externe des fosses nasales ». Le masque charnu est remis en place, et il ne reste pas trace de l'opération. Ce procédé, toutefois, n'est pas encore à la veille d'entrer dans la pratique.

7° *Opération de Moure.* — Récemment, Moure a proposé une intervention sur la zone supérieure des fosses nasales, qui exige peu de dégâts, comporte un minimum de déformation et permet un accès facile de la zone ethmoïdo-sphénoïdale. Elle consiste à « rabattre le nez sur l'un des côtés à l'aide d'une incision partant de la partie inférieure du frontal pour aller jusqu'à la narine correspondante ». On met le squelette à nu, et, à la pince-gouge, on fait sauter très facilement :

1° *En dehors*, la branche montante du maxillaire supérieur et une partie de l'unguis après avoir délicatement récliné le sac lacrymal et son canal ;

2° *En dedans*, l'os propre du nez et l'épine nasale du frontal qui le continue en haut.

Cette opération convient très bien pour l'ablation des tumeurs malignes des fosses nasales, elle serait indiquée également pour extirper un séquestre du sinus sphénoïdal, mais elle ne me paraît pas destinée au traitement des empyèmes sphénoïdaux. J'ai cru devoir la rapporter dans ses grandes lignes pour en appliquer le principe essentiel — *la résection de la branche montante du maxillaire et de l'os propre du nez* — à l'intervention par voie orbitaire que nous allons étudier plus loin.

Tous ces procédés opératoires, par leur multiplicité même démontrent leurs difficultés ou leurs dangers, ou leur impuissance à répondre à tous les cas cliniques. Des procédés opératoires ne sauraient être basés sur le caprice d'un individu, malade ou chirurgien ; on tomberait alors dans des excentricités.

Il est entendu que des six faces du sinus, c'est l'antérieure qu'il faut prendre comme objectif, parce qu'elle est la plus rapprochée de l'observateur, la plus mince, au point de se laisser aisément-défoncer par un stylet, la plus naturelle enfin, puisqu'elle présente l'orifice normal ou *ostium sphénoïdale*. Pour aborder cette face, trois voies principales s'offrent à l'opérateur :

1° *La voie orbito-ethmoïdale ou supérieure ;*

2° *La voie maxillaire ou inférieure ;*

3° *La voie nasale ou naturelle.*

Chacune d'elles nécessite des temps opératoires bien définis, mais susceptibles de modifications de détail suivant l'extention des lésions rencontrées au cours même de l'intervention. Ces trois voies répondent à tous les cas rencontrés en clinique. Avant de les décrire, étudions l'anatomie des sinus sphénoïdaux.

Anatomie

Les sinus sphénoïdaux, au nombre de deux, le plus généralement, sont des cellules qui creusent le corps du sphénoïde.

Ils se développent tardivement. Après la naissance, des diverticules de la muqueuse pénètrent à l'intérieur du corps du sphénoïde ; ils n'atteignent leur complet développement qu'à l'âge de la puberté.

Le sinus sphénoïdal est d'autant plus antérieur que le sujet est plus jeune. Tandis que la paroi antérieure confondue avec les cellules postérieures de l'ethmoïde est fixe, la paroi postérieure recule avec les progrès de l'âge, creusant de plus en plus le corps du sphénoïde. Ce fait embryologique nous fera prendre la paroi antérieure comme point de repaire quand nous ferons la topographie du sinus.

I. *Morphologie.* — Les sinus sphénoïdaux affectent grossièrement une forme cubique, c'est-à-dire qu'ils ont une face supérieure ou crânienne, inférieure ou pharyngienne, postérieure ou occipitale, antérieure ou ethmoïdale. Leurs faces latérales sont l'une médiane, correspondant à celle du côté opposé, l'autre externe ou caverneuse. C'est là une description schématique qui ne répond pas à la réalité des faits.

En effet, la cloison intersinusale, mince lamelle osseuse, est souvent déviée dans sa moitié postérieure ; tantôt elle bombe latéralement dans la cavité d'un sinus, tantôt elle va s'attacher verticalement à la gouttière caverneuse, « réduisant ainsi l'un des sinus à une cavité très étroite, n'ayant de rapports importants qu'avec le sinus caverneux correspondant » (1).

Dans sa partie antérieure, au contraire, la cloison intersinusale occupe une situation médiane assez fixe, ce qui semblerait faire croire qu'elle est une partie aberrante de la cloison nasale.

Quand un sinus vient à se développer excessivement aux dépens de son congénère, il adopte les rapports de ce dernier et répond à la fois *aux deux nerfs optiques et aux deux gouttières caverneuses*, et on s'explique ainsi qu'une sinusite sphénoïdale *gauche*, comme dans le cas de Caubet et Drault (2), ait provoqué du côté de l'œil droit, de l'exophthalmie, du myosis, une diminution de l'acuité visuelle et des douleurs très accusées, à la pression sur le globe.

La cloison supérieure ou crânienne du sinus n'est pas lisse, elle présente des reliefs dûs au canal

(1) Sieur et Jacob. *Anatomie des fosses nasales.*
(2) Caubet et Drault. *Annales des maladies de l'oreille*, août 1899, p. 211.

optique, à la gouttière carotidienne et qui sont
comme l'expression sinusale du nerf optique et de
l'artère carotide.

Le paroi externe ou caverneuse forme également
un relief correspondant au sinus caverneux.

Les lamelles osseuses qui séparent le sinus caverneux, la carotide et le nerf optique d'une part, de la
cavité sphénoïdale d'autre part, est tellement mince,
qu'on s'explique aisément les symptômes oculaires,
au cours des sphénoïdites.

Le paroi antérieure, elle aussi, est rarement plane,
mais plus souvent mamelonnée par les cellules
ethmoïdales postérieures qui s'avancent jusque dans
l'intérieur du sinus, parfois jusqu'au contact de l'apophyse basilaire, surplombant ainsi le sinus sphénoïdal
plus petit, écrasé, et loin alors du plancher du crâne.

La cloison intersinusale est loin d'être la seule,
l'unique, on en trouve d'autres, verticales comme
elle, d'autres plus ou moins transversales. Il en
résulte des recessus plus ou moins profonds, où le
pus s'accumule pour s'en évacuer mal, à l'abri des
pansements et de la curette.

Rapports.

A. *Face superieure.*

Elle est lisse et unie sur sa face endosinusale qui
forme une convexité inférieure ; elle est, au contraire,
très accidentée sur sa face supérieure ou crânienne.

Cette dernière fait suite en arrière à la lame criblée de l'ethmoïde, elle loge d'avant en arrière :

1° Les deux nerfs olfactifs encadrés par les parties infero-internes des deux lobes frontaux.

2° Le Chiasma des nerfs optiques qui repose sur la partie antérieure du corps pituitaire et non sur la gouttière optique.

3° Le corps pituitaire entouré des deux sinus coronaires.

Le chiasma présente donc des rapports éloignés avec le sinus, par interposition du corps pituitaire et des deux feuillets dure-mériens, ce qui explique qu'il est touché tardivement et rarement dans les suppurations sinusales.

B. *Paroi externe.*

Elle forme dans sa moitié supérieure une gouttière longitudinale destinée à loger le sinus caverneux, dans sa moitié inférieure, une autre gouttière qui loge le nerf maxillaire supérieur. La partie interne du sinus est occupée par l'artère carotide interne et le nerf moteur oculaire externe.

Les autres nerfs logés dans la paroi externe du sinus, le nerf moteur oculaire commun, le nerf pathétique, le nerf ophtalmique de Willis, sont moins exposés aux complications. Scheech, toutefois a vu se produire une paralysie du moteur oculaire commun, à la suite de l'ablation d'un polype. D'où vient que Grünwald, contrairement à l'opinion de Hajek et Lermoyez, prétend qu'on peut aller curetter le sinus sphénoïdal *sans crainte*

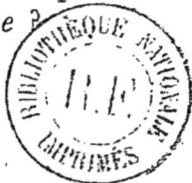

2

C. *Paroi postérieure.*

Le feuillet fibreux de la dure-mère présente dans son épaisseur un sinus veineux : le sinus occipital transverse qui communique à chaque extrémité avec le sinus caverneux correspondant, De plus, on trouve couchés dans la gouttière basilaire les nerfs III, V et VI. Tout à fait en dehors et en arrière se trouvent les circonvolutions cérébelleuses recouvertes par la tente du cervelet.

D. *Paroi inférieure.*

Elle diffère notablement, suivant qu'on la considère sur sa face naso-pharyngienne ou sur sa face endosinusale.

Sa face naso-pharyngienne présente en son milieu une crête antéro-postérieure destinée à se loger dans la gouttière du vomer. Latéralement, elle est encadrée par les apophyses ptérygoïdes.

Aussi n'est-elle représentée que par deux bandes étroites de 4 à 5 millimètres de largeur, séparées l'une de l'autre par le vomer.

Sa face sinusale est, au contraire, beaucoup plus étendue. Elle s'étale au-dessus des apophyses ptérygoïdes et parfois entre les deux lames qui constituent les grandes ailes. Sa largeur totale atteint presque 3 centimètres.

Dans le sens antéro-postérieur, le plancher présente une longueur de 20 millimètres en moyenne, qui peut aller à 30, dans le grand sinus. Ces anomalies pourraient seules justifier l'intervention de Scheech par voie inférieure.

E, *Paroi antérieure*.

Elle est dirigée dans un plan frontal, formant avec la lame criblée un angle presque droit. Elle contribue à former la voûte des fosses nasales, et se continue insensiblement avec la face inférieure.

La fente olfactive qui est dans un plan antéro-postérieur, s'incurve un peu en arrière et en dehors, constituant le recessus sphénoïdal. Sur la paroi postérieure de ce recessus, s'ouvre l'*ostium sphénoïdale*.

Le recessus est une sorte de cul-de-sac séparant le sinus de l'ethmoïde, mais incomplètement. A la partie externe, sinus et ethmoïde sont fusionnés. Parfois, la cellule ethmoïdale limitrophe est en contact, par son autre face avec le sinus maxillaire. Elle facilite l'accès dans le sinus sphénoïdal, dans le cas d'intervention par voie maxillaire ; mais il vaut mieux ne pas espérer cette anomalie, et réséquer, comme on le verra plus loin l'angle dièdre antéro-interne du sinus maxillaire.

Nous avons vu que la paroi antérieure était la paroi essentiellement chirurgicale, il importe donc d'en préciser la topographie.

Topographie du sinus sphenoïdal.

La distance de l'épine nasale antérieure à la paroi antérieure, distance plus fixe que celle de la même épine à la paroi postérieure, est en moyenne de 7 centimètres. D'après Hajeck, elle varie de 6 à 8 pour les adultes, Berthemès (de Nancy) donne des

chiffres à peu près semblables. La moyenne serait
de 7 cm. 2 pour 20 sujets examinés.

La distance de la fosse canine à cette même paroi
antérieure n'est plus que de 5 centimètres et demi.
Elle se réduit à 4 centimètres pour la voie ethmoïdo-orbitaire qui est ainsi la plus courte.

I. — Voie orbito ethmoïdale ou supérieure.

On eut recours à la voie orbitaire, en premier
lieu, pour ouvrir les cellules ethmoïdales. Le pus
des ethmoïdites suppurées, en fusant vers l'orbite,
avait tracé la voie aux chirurgiens et aux ophtalmo-
logistes.

Mackensie avait depuis longtemps pratiqué, par
voie orbitaire, l'incision d'une tumeur orbito-ethmoïdale, quand Bergh, en 1886, suivit le premier cette
voie, pour atteindre le sinus sphénoïdal, chez une
femme de 25 ans ; le diagnostic porté était : « *Hydro-
pisie du sinus sphénoïdal avec formation possible
d'une tumeur dans ce même sinus.* »

Il commence par énucléer l'œil droit, dont l'acuité
visuelle n'avait fait que baisser sans disparaître
complètement.

Dans un second temps, il met à nu la paroi interne
de l'orbite et la résèque sur une étendue de 1 centimètre carré, au niveau de la partie postérieure de
l'os planum.

Enfin, il abat la partie antérieure du sinus au
moyen de quelques coups d'un ciseau long et étroit.

Knapp, en 1893, renouvelle l'opération de Bergh, mais en conservant le globe de l'œil.

« Une incision fut faite à la partie supéro-interne du rebord orbitaire et la coque ostéo-membraneuse de la tumeur incisée, la cavité fut explorée au doigt et à la sonde jusqu'à une profondeur de 3 à 4 centimètres et trouvée partout recouverte d'un revêtement muqueux et ramolli. »

Elle résultait de la transformation des cellules etmoïdales et communiquait en arrière, par une partie retrécie, avec le sinus sphénoïdal très dilaté.

En 1895, Kundt et, successivement, Goris, Chipault, Laurens et Guisez précisent la méthode opératoire.

Technique. — 1° Incision cutanée. Elle partira sur le sourcil, préalablement rasé, d'un point situé à l'union du tiers moyen et interne, contournera l'angle interne de l'œil un peu en dedans de la caroncule, se recourbera en dehors sous la paupière inférieure pour s'arrêter en un point symétrique au point de départ. Allant jusqu'à l'os au début et à la fin de son trajet, le bistouri respectera la partie moyenne voisine de l'angle interne de l'œil.

La tranche saigne en nappe par de nombreux vaisseaux capillaires, on ne s'en inquiétera que pour appliquer une pince plate sur toute l'épaisseur de la peau.

Laurens recommande de sectionner d'emblée le nerf sus-orbitaire pour éviter son enclavement ultérieur, cause de névralgies.

2° Temps. — Décoller et récliner le sac lacrymal

après avoir sectionné l'orbiculaire et le muscle de Horner.

« *On aperçoit, dans la partie inférieure de la plaie, le sac lacrymal; le libérer en arrière à la sonde cannelée et le séparer avec précaution de sa gouttière.* »

Ce temps est généralement facile, à moins d'adhérence et de lésions osseuses de voisinage.

On sectionne l'aileron ligamenteux du droit interne et du septum orbitaire. On décolle le périoste sur la cloison osseuse des fosses orbitaires, c'est-à-dire sur l'unguis et l'os planum; ce dernier s'effondre généralement si on ne prend de grandes précautions· Il est aisé de reconnaître ces deux os et leur suture en haut avec le frontal, suture qui marque la projection des lobes cérébraux.

Un peu au-dessus de la suture, on aperçoit la poulie du grand oblique qu'il importe de respecter, et pour cela il est préférable de la mettre à découvert. D'après Guisez, « *il suffit de se donner du jour par en bas, en poussant l'incision cutanée suffisamment en bas et en dedans. Puis, décollant le globe oculaire avec prudence, en procédant de bas en haut on peut véritablement isoler le muscle grand oblique avec ses deux faisceaux* ». Souvent, ces précautions sont inutiles, la nécrose ayant déjà envahi et détruit la poulie du grand oblique.

3° temps. — La paroi interne est mise à nu. Si elle est atteinte de nécrose, on va, armé d'une curette, achever de la défoncer et on ouvre le sinus sphénoïdal. La suppuration a rendu aisée cette manœuvre, en transformant l'ethmoïde postérieur en une

cavité unique remplie de pus, où persistent à peine
des débris de cloisons. Si, au contraire, cette surface est saine, on entame l'os avec la gouge et le
maillet et on agrandit la brèche avec une pince coupante. On ne tombe pas directement sur le sinus
sphénoïdal, la paroi antérieure de celui-ci se pro-
jette à quelques millimètres en avant du trou optique, il est donc nécessaire de passer par la voie
indirecte ou ethmoïdale, ce qui n'offre aucun inconvénient, puisque, largement ouvert, l'ethmoïde ne
saurait s'infecter, et, d'ailleurs, semblable compli-
cation n'est pas à craindre, l'ethmoïde postérieur
étant toujours pris en cas de sphénoïdite.

Il résulte de cette voie indirecte suivie par les
instruments, que l'opérateur aborde le sinus sphénoïdal obliquement ; il y a certain avantage à cette
obliquité, c'est qu'on peut ainsi ouvrir facilement le
sinus du côté opposé ; mais il y a aussi des inconvénients ; les points de repère sont moins faciles à
préciser, le maniement des instruments est moins
aisé. Aussi, convient-il, dans la plupart des cas, de
réséquer la branche montante du maxillaire supérieur, et l'os propre du nez. La gouge peut alors
attaquer la paroi antérieure dans une direction perpendiculaire à la surface. On passe alors forcément
à travers l'etmoïde antérieur, ce qui ne présente
généralement aucun inconvénient. Dans le cas de
sinusite frontale, ce procédé est préférable à tout
autre et se combine merveilleusement à l'opération
de Killian. On commence, dans ce cas, par l'opération proprement dite de Killian, puis on poursuit le

décollement du globe oculaire, on résèque l'os planum, pour terminer comme on va le voir.

4ᵉ *Temps*. — On pratique le curetage du sinus
sphénoïdal avec le plus grand soin. La partie tran-
chante de la curette est orientée en bas et en dedans,
pour éviter de blesser en dehors le canal optique,
en haut la dure-mère.

L'hémorrhagie est très abondante, on la modère
par le tamponnement, au moyen de longues mèches
de gaze imbibées d'eau oxygènée. Il convient de
tamponner la fosse nasale, pour éviter la chute du
sang dans les voies respiratoires supérieures.

Quand le curetage est terminé, on tamponne le
sinus avec une mèche de gaz iodoformée, dont l'extrémité pend par le nez. Un petit drain ressort par
la plaie externe, destiné à permettre l'écoulement
du sang, qui viendrait à s'accumuler au voisinage du
sphénoïde.

La plaie orbitaire guérit promptement. Cette voie
orbito-ethmoïdale présente plusieurs avantages :

a) Elle est d'adord la plus courte.

b) Elle mène perpendiculairement sur la face
antérieure du sinus sphénoïdal.

c) Elle permet l'inspection et le curettage des cellules ethmoïdales beaucoup mieux que les autres
voies. D'ailleurs nous y reviendrons plus tard en
faisant la comparaison de cette voie ethmoïdale avec
les autres.

Luc a proposé et pratiqué l'ouverture du sinus
sphénoïdal, à la suite du curettage du sinus frontal,
en faisant pénétrer la curette perpendiculairement

au plan frontal, et parallèlement à la base du crâne, le tranchant de la curette tourné en bas et en dedans. Ce temps de l'opération n'avait présenté aucune difficulté et les résultats en furent très satisfaisants. Guisez rapporte dans sa thèse, le cas d'un malade chez qui il crut devoir pratiquer la même opération, tant l'ethmoïde était fongueux. Le malade mourut peu de temps après. Il est vrai qu'il avait présenté des troubles méningitiformes.

Quoi qu'il en soit, on est plus exposé à blesser la base du crâne que dans la voie ethmoïdo-frontale. De plus, Luc reconnaît lui-même que dans le cas qu'il opéra, il s'agissait d'un sinus frontal anormalement développé et descendant fort bas. Aussi convient-il de renoncer à cette voie frontale directe et vaut-il mieux, après avoir cureté le sinus frontal, revenir à l'orbite et gagner ainsi le sinus sphénoïdal. D'autant plus qu'en agissant ainsi, on pourra aisément réséquer le plancher du sinus frontal et la branche montante du maxillaire. L'intervention de Killian sera donc préférable au Kundt-Luc, toutes les fois qu'avec une sinusite frontale, on aura à traiter une sinusité sphénoïdale.

C'est ce qu'on a fait au malade l'observation II, mais en deux interventions. Dans la seconde : incision de Killian, mise à nu de l'os planum, pénétration dans le sinus sphénoïdal droit, puis dans le gauche. (Voir plus loin les autres détails de l'opération.

II. — Voie Maxillaire

La sinusite maxillaire s'associe parfois à la sinusite sphénoïdale. L'infection frappe les deux sinus simultanément ou plus souvent successivement. Cette propagation s'explique par les rapports de contiguïté, sinon de continuité, qui existent entre les deux sinus.

Il n'est donc pas étonnant que certains auteurs, guidés par la marche du pus, aient pensé à se servir du sinus maxillaire pour aller ouvrir le sphénoïdal. Laurent drainait ainsi les cellules ethmoïdales postérieures, indiquant la voie à suivre. En effet, l'opération de Caldwel-Luc met sous les yeux de l'opérateur les cellules ethmoïdales postérieures, accolées à la paroi interne de l'orbite. On chemine ainsi prudemment à travers ces cellules, et on atteint bientôt la paroi antérieure du sinus ; mais cette voie est dangereuse par suite des rapports de cette face avec le nerf optique, l'artère et la veine ophtalmique, le trou sphéno-palatin.

C'est cette voie que Jansen, perfectionnant la méthode de Laurent, proposa, en 1897, pour ouvrir le sphénoïde. Il conseilla de se donner un jour plus large, en poussant le plus loin possible, surtout en haut et en arrière, la résection de la paroi nasale du sinus. On se garantit ainsi beaucoup mieux des échappées vers la paroi orbitaire, mais on n'en est pas complètement à l'abri, si l'on veut par là aborder l'*ostium sphénoïdale* et réséquer complètement toute la paroi antérieure. Sieur et Jacob ont répété l'expérience sur le cadavre, il leur est arrivé « de perforer la paroi interne de l'orbite, immédiatement au-dessus du trou optique. Deux fois également, la gouge est venue effondrer la selle turcique, immédiatement en arrière de la gouttière optique. » Dans ce procédé employé par Jansen, tout le danger vient de ce qu'on effondre à la gouge l'angle dièdre postéro-interne du sinus maxillaire. Il importe de le respecter à tout prix, si l'on veut éviter les blessures dangereuses qu'on vient d'énumérer.

Luc, entre temps, pratiquait la même opération chez une jeune fille atteinte d'empyème fronto-ethmoïdo-maxillaire. Il constate que l'ouverture large du sinus maxillaire par la fosse canine suivie de la résection de la paroi interne et des cornets inférieur et moyen, *fournit à l'opérateur une large voie d'accès vers la région profonde de la cavité nasale correspondante, notamment vers le sinus sphénoïdal.*

Furet pratique alors la même intervention, différant toute fois sur deux points importants : il trépane un sinus maxillaire sain pour gagner le sinus sphénoïdal et il ouvre les deux sinus sphénoïdaux par la même brèche faite au sinus maxillaire gauche Son intervention comprend trois temps principaux :

1ᵉʳ *temps. — Opération de Caldwel-Luc. —* La paroi antérieure est réséquée en dedans jusqu'à la cloison naso-sinusale. Cette dernière est défoncée à la curette, introduite par la narine correspondante et maniée comme un levier. On peut, pour ce temps opératoire, se servir d'une longue gouge ou bien mieux de la pince emporte-pièce de Lombard.

2° Temps. — On attaque à la gouge la partie inféro-interne de la face antérieure du sinus sphénoïdal, immédiatement au-dessus de la choane où on ne court aucun risque.

3° Temps. — Avec la pince de Hajek, on agrandit l'orifice largement en bas et en dedans, avec plus de réserve en haut et en dehors. On y manie la curette, si l'on veut, mais avec une prudence extrême, toutes les fois qu'on va en haut et en dehors.

On voit que Furet néglige l'ethmoïde postérieur, mais il est bien rare que ce dernier soit sain, et, s'il ne l'est pas, il réinfectera à coup sûr le sphénoïde.

De plus, la vue dans le sphénoïde est très étroite et seule, la région inféro-interne se présente facilement aux instruments. Le tamponnement est malaisé et l'hémorrhagie le plus souvent abondante ; elle n'aurait pas gêné Furet.

Il convient, si l'on veut obvier à ces divers inconvénients de pousser plus loin la résection de la face antérieure du sinus maxillaire, et de supprimer l'angle interne et antérieur ; ce qui revient à superposer l'opération de Vacher à celle de Luc, par voie gingivale. On a ainsi un large entonnoir d'accès à toute la face antérieure du sphénoïde et on agit plus efficacement sur les granulations et fongosités de la muqueuse sinusale. L'hémorrhagie est moins abondante, le tamponnement étant plus facile.

C'est ce dernier procédé qu'on a employé pour la malade de l'observation III, à la deuxième intervention qu'elle subit : « trépanation par voie antérieure du sinus maxillaire et de la branche montante du maxillaire supérieur, dans sa moitié inférieure, pour faire une brèche naso-maxillaire unique. » Dans ce cas, les pansements du sinus sphénoïdal étaient plus faciles ; l'entrée de la narine pouvait être largement agrandie. Si on obliquait le speculum, en portant son pavillon en dedans vers la ligne médiane on avait une vue nette de toutes les parois supérieure, postérieure, et inférieure ; on pouvait manier curettes et caustiques si le besoin s'en était fait sentir. On pouvait se demander *à priori*, s'il n'en résulterait pas une déformation de la face ; il n'en fut rien, en tous cas cette déformation n'était pas plus accentuée que dans la méthode ordinaire. Quant aux troubles de phonation, M. Lermoyez les a recherchés à différentes reprises chez notre malade (obs. III), et les seuls qu'il ait notés, d'ailleurs peu accentués, existaient avant l'intervention.

Cette résection de l'angle naso-maxillaire présente encore un autre avantage, au moment de l'intervention elle-même.

Elle permet de manier les instruments, dans le sens sagittal, au lieu de les manier obliquement. Les points de repère sont plus précis, le danger d'échappées moins considérable.

Dans l'opération ethmoïdo-orbitaire, nous n'avions qu'une *obliquité*, en dedans et en arrière, dans le plan horizontal. Nous l'avons supprimée, en résèquant la branche montante du maxillaire supérieur et l'os propre du nez. Les instruments ; curettes, pince de Hajek pouvaient attaquer la paroi antérieure du sinus dans un sens *perpendiculaire*.

Ici, dans l'opération par voie maxillaire, l'obliquité est *double de dehors en dedans, de bas en haut*.

En supprimant l'angle antéro-interne du sinus maxillaire, nous supprimons une de ces obliquités, celle de *dehors en dedans*.

Cette obliquité qui persiste fait de la voie maxillaire une voie moins simple que la voie ethmoïdale. L'opération, quoique rendue plus facile, présente encore de réelles difficultés, aussi ne devra-t-on y recourir qu'en cas de coïncidence, de suppuration de l'antre et du sphénoïde.

III. — Voix naturelle ou nasale

Nous arrivons maintenant à l'étude de la voie *nasale* qui nous paraît la *plus naturelle* pour plusieurs raisons :

1° Parce que c'est par la fosse nasale qu'on fait le diagnostic de la sinusite sphénoïdale, le catéthérisme et le traitement de l'empyème de ce sinus ;

2° Parce que c'est encore la voie nasale qu'on est obligé d'emprunter pour les pansements ultérieurs et la surveillance de la cavité sinusienne, lorsqu'on s'est servi d'une autre voie pour pratiquer la cure radicale ;

3° Parce que pour un certain nombre de sujets, à fosses nasales très larges, elle permet d'aborder directement la face antérieure du sinus sur une étendue suffisante pour son curettage, réduisant cette opération au simple effrondement d'une cloison osseuse pratiqué, sous le contrôle de la vue, sans difficulté opératoire, sans danger et souvent sans anesthésie générale du malade.

Est-ce à dire que la voix nasale offre en général moins de difficultés que les deux autres voies précédemment étudiées ?

Non, car il est très rare de se trouver en présence d'un sujet porteur d'une fosse nasale assez large et de cornets assez petits pour permettre d'apercevoir la face antérieure du sinus avec l'aide du speculum seulement.

Quels sont les obstacles naturels à cette inspection directe ? En partant d'avant en arrière, nous trouvons d'abord :

1° L'étroitesse de l'entrée de la fosse nasale ;
2° La tête du cornet inférieur ;
3° La tête et le corps du cornet moyen ;
4° La saillie exagérée de la bulle ethmoïdale ;
5° Enfin la sténose complète de toute la fosse nasale.

Chez les ozéneux et la plupart des syphilitiques ces obstacles naturels n'existent plus, le processus atrophique ou l'élimination des séquestres s'est chargé de nous créer une voie large que seul peut rétrécir l'entrée de la fosse c'est-à dire l'échancrure du maxillaire.

Le docteur Mahu, avec son obligeance habituelle, m'a communiqué une de ses observations personnelles intéressante à plus d'un point de vue.

« M. P. contracte la syphilis aux colonies, il y a douze ans.

« Il vient me trouver le 11 octobre 1903 parce qu'il mouche du pus et des croûtes sanguinolentes et présente une exophtalmie droite douloureuse s'accompagnant de diplopie passagère.

« Il n'existe aucune déformation extérieure, mais à l'intérieur, la cloison est *entièrement détruite*, à l'exception d'une faible portion de la partie antérieure du cartilage quadrangulaire, de telle sorte que les deux fosses n'en forment plus qu'une. Les os propres du nez sont intacts. Les cornets moyens et inférieurs sont entièrement détruits et, à l'aide d'un stylet nasal, *on peut très aisément pénétrer dans les sinus sphénoïdaux dont les deux ostiums apparaissent très nettement dans le champ du speculum.*

« La nécrose osseuse est encore en évolution et c'est de la paroi naso-orbitaire droite que proviennent des croûtes mouchées par le malade.

Le fond de l'œil est intact. L'exophtalmie est causée par la présence d'une exostose volumineuse du bord inféro-interne de l'orbite droit, facilement reconnue au toucher.

« La marche des lésions, les douleurs, l'exophtalmie furent arrêtées et guéries par le traitement mixte, après plusieurs récidives coïncidant avec les irrégularités du malade ».

Il n'est pas difficile de se rendre compte des obstacles qui empêchent d'aborder directement la paroi antérieure du sinus, et de les supprimer les uns après les autres.

Si c'est la tête du cornet inférieur, un coup de rabot, de pince coupante, ou l'anse froide ou chaude l'auront vite supprimé.

Le cornet moyen, situé normalement juste dans la direction qui va de l'entrée de la narine à la paroi antérieure du sinus, gênera bien plus souvent. On pourra se contenter, dans bien des cas, d'en faire sauter la tête à la pince coupante ou mieux à l'anse froide, l'anse chaude ne devant jamais être portée dans cette région. L'emploi de l'anse froide est facilité par une petite encoche qui existe souvent au niveau de la tête du cornet moyen.

L'hémorragie est peu abondante. Si elle se produit malgré cocaïne et adrénaline, on appliquera pendant quelques minutes un tampon de gaze imbibé d'eau oxygénée.

La tête du cornet moyen enlevée, si on se trouve en présence d'un cornet atteint de dégénérescence polypoïde et d'ethmoïdite, on fera l'ablation de toutes les parties malades à la pince de Luc. L'adrénaline rendra dans ce cas de grands services ; sans elle, le sang masque le champ opératoire et rend difficiles, incomplètes, sinon dangereuses, les dernières prises de la pince ; l'opérateur agit véritablement à l'aveugle.

Pour le cornet moyen ou l'ethmoïde, on n'emploiera jamais l'anse chaude, d'après Lermoyez ; car son seul avantage est d'être hémostatique, et l'adrénaline la remplace très bien. Comme elle n'est hémostatique qu'au prix de la thrombose des vaisseaux, si la suppuration septique envahit cette

3

thrombose, une plébite endo-crânienne est iné-
vitable, et on assiste impuissant au cortège des
symptômes de la méningite de la base (Lermoyez).

Après avoir supprimé les obstacles matériels qui
séparent en ligne droite l'entrée de la narine de la
face antérieure du sinus sphénoïdal, il faut vérifier
ou compléter le diagnostic par le catéthérisme du
sinus.

Jacob a proposé une méthode qui se passe du contrôle de la vue. La sonde d'Itard, tenue légèrement
entre le pouce et l'index, parcourt d'avant en arrière
toute la voûte du nez : face postérieure des os
propres et lame criblée glissant sur eux par le « dos
de la courbure », son bec, ainsi, ne menace pas de
perforer la lame criblée. Quand le bec a buté sur la
partie antérieure du sinus, un léger mouvement de
bascule lui fait entr'ouvrir l'ostium sphénoïdal. En
pratique, ce procédé ne laisse pas que d'être dange-
reux. De plus, il est difficile de pénétrer dans le
sinus, à travers son orifice naturel, pour les raisons
suivantes, résumées par Lermoyez (1), d'après
Hajek :

1° Parce que le siège de cet orifice est éminem-
ment variable et qu'il n'existe aucun point de repère
fixe pour nous guider vers lui ;

2° Parce que cet orifice est inaccessible à la vue,
étant masqué par le cornet moyen ;

3° Parce qu'enfin, quand il existe un empyème
sphénoïdal, la fente olfactive est presque toujours

---

(1) Lermoyez. *Annales des maladies de l'oreille*, tome XX, 1894.

obstruée, soit par des polypes muqueux, soit même
simplement par une hypertrophie de la muqueuse.

Mieux vaut donc recourir d'emblée à la résection
du cornet moyen, essayer avec une sonde d'Itard, de
2 millimètres de diamètre, de pénétrer par son
orifice, en longeant la cloison suivant une ligne
oblique, partant de l'épine nasale et passant en arrière
à la hauteur de la queue du cornet moyen. On fait
passer un courant d'eau salée stérilisée qui précise
le diagnostic. Si on n'a pas réussi promptement ce
catéthérisme, on ponctionne la paroi antérieure avec
un trocart, opération facile, la paroi antérieure étant
molle et dépresible. Si on craint une échappée, on
peut même se servir d'un trocart moussc.

Si on a affaire à un empyème sphénoïdal, il guérira
rapidement après quelques lavages. Ce sera le cas
le plus fréquent.

Hajek a démontré que dans la plupart des cas, on
avait affaire à un empyème sphénoïdal consécutif à
une ethmoïdite vraie. Après irrigation du sinus, il
place un tampon à demeure dans la cavité sinusale ;
et vingt-quatre heures après, il le retrouve souillé
sur sa face libre ethmoïdale et intact sur les parties
en contact avec les parois sinusales.

Mais si la muqueuse suppure pour son propre
compte, il faut faire plus :

  a) Assurer un large drainage de la cavité.

  b) Modifier la muqueuse.

Le premier point sera obtenu par la suppression
de la paroi antérieure.

On peut supprimer la paroi antérieure avec une

mince curette maniée dans différents sens, ou encore, si elle est résistante, avec le ciseau et le maillet. Il vaut mieux introduire le crochet de Hajek et le faire ressortir d'abord en bas, puis en bas et en dehors, on détermine ainsi un volet triangulaire à base inférieure, qu'on resèque avec la pince de Hajek. Quelques auteurs emploient la tréphine mue par le tour électrique, mais celle-ci peut déraper.

Vacher a indiqué un moyen pratique pour éviter un accident de ce genre. Après avoir ponctionné le sinus, il introduit une petite tige courte dans l'ouverture faite par le trocart et se sert de cette tige qui passe dans la tréphine pour la guider. De cette manière, la tréphine ne peut dévier ni en haut, ni en dehors.

Vacher remplace ensuite la tréphine par une petite fraise qui est introduite dans le sinus par l'ouverture créée par la tréphine. Cette petite fraise n'est mise en mouvement qu'une fois en place, et pendant que l'opérateur l'attire à soi. De cette manière, elle n'agit que d'arrière en avant et ne peut détruire que la paroi antérieure du sinus. Cette manœuvre prudente et ingénieuse est recommencée plusieurs fois, jusqu'à ce qu'il n'y ait plus de récessus inférieur, et que l'ouverture du sinus soit suffisamment large pour permettre l'introduction de curettes coudées, au moyen desquelles on pratique un curetage étendu mais très prudent du côté externe et du côté supérieur.

Après le curetage, tamponnement peu serré à la gaze iodoformée, renouvelé au bout de deux jours et plusieurs fois.

Au bout de quelques jours, on porte sur quelques points, si cela est nécessaire, du chlorure de zinc à 1/20 ou du nitrate d'argent à 1/50. Il faut de temps en temps revenir au curetage puis de nouveau aux cautérisations.

S'armer de patience, car le traitement est quelquefois long, souvent difficile, toujours méticuleux. La guérison complète est lente à venir.

Lermoyez m'a fait remplacer quelquefois le nitrate d'argent par le protargol qui s'est montré particulièrement efficace. Même en solution concentrée à 10,20 p. 100, l'application n'est pas douloureuse, elle n'est pas non plus irritante, on peut la renouveler tous les jours, sans craindre l'intolérance de la muqueuse.

On voit en effet (obs. II et II), que les badigeonnages au protargol ont rapidement diminué la suppuration dans les sinus ; tandis que les lavages à l'eau stérilisée ou à l'eau oxygénée semblaient, au dire du malade lui-même, plutôt les augmenter.

Il ne faudrait pas croire, en effet, qu'une intervention si large qu'on la fasse, triomphe d'emblée d'une sphénoïdite invétérée. Au contraire, l'intervention principale devra être suivie d'une série d'interventions secondaires par voie nasale. De sorte que la voie nasale qu'on utilise au début pour affirmer le diagnostic et tenter rapidement l'assèchement du sinus, doit encore servir, comme je l'ai déjà dit, après une intervention plus compliquée à travers l'éthmoïde, ou le sinus maxillaire, pour supprimer la paroi antérieure, porter sur la muqueuse quelques coups de curette, des modificateurs chimiques. Quelques jours suffisent à la paroi antérieure pour se reformer,

Chez nos trois malades, il fallut à diverses reprises, après cocaïne et adrénaline « faire sauter toute la paroi antérieure ». Chez notre malade de l'observation I, à diverses reprises, « *on ouvre plus largement le sphénoïde, on resèque le rebord antérieur du plancher. On ouvre à la pince de Grünwald les deux cellules ethmoïdales postérieures* ».

Dans une autre séance : *On enlève de nouveaux débris osseux de la cloison intersinusale ainsi que des polypes à la pince de Grünwald.* Nos deux autres malades exigèrent un plus grand nombre d'interventions ; on s'en rendra aisément compte à la lecture de leur observation. Fait intéressant à signaler, c'est qu'aussitôt la suppuration tarie, le processus fibreux rétractile remplace le processus bourgeonnant et ouvre largement le sinus qu'on voudrait voir se fermer pour se mettre à l'abri des réinfections, il y a là un processus de réparation contre lequel on ne peut rien, mais qui est certain. Je l'ai constaté plusieurs fois. Il en résulte que le sinus, à la longue, se remplit de nouveau de mucus et de croûtes, même de muco-pus, à la suite du moindre coryza, et qu'il faut l'en débarrasser, au moyen de badigeonnages et d'irrigations, quand on revoit le malade. Pendant longtemps un examen tous les mois est nécessaire.

Nous avons vu au début de cette partie de notre travail, que la narine pouvait être obstruée aussi par l'étroitesse de l'entrée de la fosse nasale, et par la sténose généralisée de la fosse nasale.

Au mois de mai 1903, Vacher, a publié, dans les *Annales des maladies de l'oreille*, un procédé qui permet dans tous les cas d'aborder la paroi antérieure du sinus sphénoïdal en utilisant exclusivement dans toutes ses interventions sur le sinus sphénoïdal la voie nasale. Il consiste uniquement dans l'élargissement de l'entrée de la fosse nasale par résection de l'échancrure nasale du maxillaire, qui donne beaucoup de jour vers les parties profondes.

Procédé Vacher : Bien qu'il soit beaucoup plus simple d'endormir le sujet, un simple badigeonnage de cocaïne-adrénaline, ou une injection sous-muqueuse de la même solution donne une anesthésie suffisante.

Premier temps. L'anesthésie obtenue, dilater au maximum l'entrée de la narine, en avant de la paroi osseuse, et inciser jusqu'à l'os, *en suivant l'échancrure nasale*, de haut en bas et de dehors en dedans, jusqu'au tiers de la paroi inférieure.

Deuxième temps. Pendant que la narine est toujours fortement écartée en dehors, détacher en rasant l'os tous les tissus de dedans en dehors avec une rugine. On met ainsi à nu l'échancrure maxillaire sur une largeur de 8 à 10 millimètres et une hauteur de 12 à 15 millimètres.

Troisième temps. Il ne reste plus qu'à faire sauter cette paroi osseuse soit au ciseau ou au maillet, soit à la pince coupante, soit à la tréphine électrique, qui est plus rapide et produit moins d'ébranlement, mais qui demande une main exercée.

Vacher conseille, si on se sert de la tréphine, de l'appliquer contre la partie osseuse avant de la mettre en mouvement et de la guider au moyen d'un très large spéculum d'oreille qui préserve des échappées et qu'on appuie fortement contre le maxillaire pour guider la tréphine. Ce très large spéculum d'oreille offre aussi l'avantage, lorsqu'on a terminé la résection osseuse, de permettre un éclairage parfait des parties profondes et d'écarter très bien l'entrée de la narine.

Par la résection osseuse de l'échancrure maxillaire, l'ouverture d'entrée de la fosse nasale atteint et dépasse 15 millimètres en tous sens, sans qu'on soit obligé de pénétrer dans le sinus maxillaire, s'il est sain. C'est un grand avantage, puisque l'entrée de la fosse nasale se trouve alors suffisamment élargie pour qu'on puisse facilement faire l'ablation des cornets ou de la bulle etmoïdale s'ils gênent pour aborder le sphénoïde, et même détruire à la pince de Luc les cellules ethmoïdales postérieures. Cette large ouverture permet l'introduction de pinces coupantes, d'emporte-pièces, de curettes, de fraises, qu'il est impossible de manier par l'ouverture normale de la narine et quel que soit l'instrument employé pour supprimer la paroi antérieure du sinus sphénoïdal, on s'évitera beaucoup de difficultés en élargissant d'abord l'échancrure du maxillaire, c'est-à-dire l'entrée de la narine.

Du reste, en parcourant les nombreuses observations de sinusités sphénoïdales opérées pour en obtenir la cure radicale, on est frappé des nombreuses interventions secondaires *par voie nasale* nécessitées pour obtenir la guérison de cette sinusite si profondément située, interventions et pansements qu'il n'est pas possible de pratiquer par une autre voie, à moins de recommencer une sérieuse opération.

Ainsi donc, qu'on utilise n'importe laquelle des trois voies généralement admises pour pratiquer la cure radicale, on est obligé d'avoir recours à la voie nasale pour les interventions complémentaires, pour les pansements, pour la surveillance ultérieure de la cavité. Il paraît tout naturel d'adopter de préférence la voie nasale ou voie naturelle pour pratiquer l'opération principale, puisqu'elle peut rendre les mêmes services, en occasionnant moins de désordres ; puis c'est aussi la même voie qui sert au diagnostic, au cathétérisme, aux irrigations de ce sinus par son office naturel, puisque, enfin, en y ajoutant l'agrandissement de l'échancrure nasale, on peut faire l'opération sans l'anesthésie générale , avantage incontestable dans certains cas.

OBSERVATIONS (1)

OBSERVATIONS I.

Opération par voie maxillaire

Le nommé C..., âgé de 30 ans, étudiant, vient à la consultation de laryngologie de l'hôpital Saint-Antoine, le 6 janvier 1903.

Antécédents. — Pyorrhée nasale droite depuis l'âge de 12 ans.

A 17 ans, extraction de la dent et ouverture du sinus maxillaire par l'alvéole. Lavages au formol, pendant 5 ou 6 mois.

23 janvier 1903. Opération par M. Lermoyez. — Incision dans le sillon gingivo-labial et décollement du périoste de la fosse canine laborieux, en raison de l'opération antérieurement faite par le docteur Moure.

L'hémorrhagie est très abondante.

On attaque à la gouge la paroi antérieure du maxillaire supérieur. On traverse une paroi osseuse très épaisse et on trépane alors le sinus maxillaire. La paroi est épaisse et très saignante, On constate alors que le sinus maxillaire, normal dans sa moitié postérieure, très étroit dans le plan frontal en avant, se replie en dehors, en raison d'une convexité extrême antérieure du méat inférieur, si bien que la paroi nasosinusale se trouve reportée en dehors, dans le même plan sagittal que la première prémolaire.

(1) Ces trois observations ont été résumées. On en a supprimé les passages n'intéressant qu'indirectement le sinus sphénoïdal.

Alors, pour bien ouvrir le sinus, il faut enlever à la pince coupante et à la gouge, la moitié inférieure de la branche montante du maxillaire supérieur.

Cette brèche, très sanglante, donne énormément de jour, elle permet, avec facilité :

1° D'enlever les deux tiers antérieurs du cornet inférieur ;

2° De cureter le sinus maxillaire, surtout au voisinage de l'ostium, où il y a des paquets de fongosités. La muqueuse fongueuse, polypoïde, ne baigne pas dans le pus.

3° De réséquer ce qui reste en arrière du cornet moyen. Cela fait, sinus maxillaire et fosse nasale sont transformés en une vaste cavité lisse, *au fond de laquelle il est facile de voir le recessus sphéno-ethmoïdal très fongueux et la paroi antérieure du sinus sphénoïdal. La curette y entre facilement et peut cureter son orifice. Le sinus sphénoïdal, en arrière, semble sain.*

On tamponne très serré ces cavités à la gaze iodoformée, le drainage est effectué par le nez. On suture la plaie baccale, on avive et suture la plaie alvéolaire.

OBSERVATION II

Opération par voie orbito-ethmoïdale

Le nommé A..., âgé de 25 ans, exerçant la profession de tailleur, vient à la consultation de l'hôpital Saint-Antoine, service du docteur Lermoyez, le 10 février 1903.

Le malade vient consulter pour un écoulement purulent fétide des deux narines, datant de cinq ans à gauche, de deux ans à droite, écoulement qui s'est installé progressivement.

Deuxième opération par MM. Lermoyez et Guisez.

1° Incision de Killian sur la partie moyenne de la branche montante du maxillaire supérieur droit. Décollement du sac lacrymal, on s'arrête en haut à la poulie du grand oblique, qu'on respecte.

2° Mise à nu de la paroi interne de l'orbite. L'os planum est largement perforé, sans qu'il y ait abcès orbitaire ; trépanation de la partie supérieure de la branche montante du maxillaire supérieur droit : facile pénétration dans l'ethmoïde droit, qui est en bouillie et qu'on vide facilement, sauf la grosse cellule postéro-supérieure du fond, très fongueuse, et qu'on se contente d'ouvrir un peu à la curette. Large trépanation du sphénoïde droit, fongueux, mais dont la paroi osseuse n'est pas cariée.

En passant par cette brèche, on fait sauter toute la cloison nasale, sauf le cartilage quadrangulaire, et l'on gratte énergiquement l'ethmoïde gauche plein d'énormes fongosités (ce qui explique pourquoi le sinus maxillaire gauche ne guérissait pas). Le curettage de l'ethmoïde ne peut être aussi complet qu'à droite, à cause de l'obliquité sous laquelle, les instruments l'abordent. Prudente trépanation du sinus sphénoïdal gauche.

Puis curettage du décollement frontal, badigeonnage au chlorure de zinc à 1/10.

Suture de la peau, après tamponnement serré avec des mèches de gaze iodoformée. Etant donné cependant le décollement frontal, on laisse un drain de sûreté à la partie inférieure de l'incision ethmoïdale droite.

Observation III

Les trois voies maxillaires, orbito-ethmoïdale et nasale ont été successivement employées chez cette malade.

La nommée Berthe B..., âgée de 21 ans, exerçant la profession de domestique, est venue à la consultation de laryngologie de l'hôpital Saint-Antoine, le 1er juin 1902.

20 mai. Première opération par M. Lermoyez.

Incision de Killian sur le sommet de l'apophyse montante du maxillaire supérieur. Décollement prudent du sac lacrymal : on rencontre la poulie du grand oblique très superficiellement. Attaque du canal naso-frontal, au niveau de la suture fronto-maxillaire ; le stylet montre un sinus frontal gauche plein de pus et de fongosités. On fait sauter toute la paroi antérieure en suivant le rebord orbitaire, suivant la méthode de Killian, mais sans toucher au plancher du sinus frontal qui est très plat et ne s'étend pas en arrière et en dehors ; il présente seulement, en dedans, un prolongement qui s'invagine dans le sinus frontal droit, sans y pénétrer. Curetage soigneux. Pas d'ostéite de la table interne ni de la cloison intersinusienne.

On fait sauter la moitié supérieure de la branche montante du maxillaire supérieur et de l'unguis. On pénètre dans un ethmoïde fongueux. On curette toute l'ethmoïde, en se protégeant contre toute échappée vers le crâne, par une sonde introduite parallèlement au plancher. Tout l'ethmoïde présente une bouillie de fongosités. En profondeur, un coup de curette fait sortir du pus en très grande abondance, par suite de l'ouverture d'une grande cellule ethmoïdale postérieure.

A la curette, ouverture large de la paroi antérieure du sphénoïde gauche. Toute la cavité du sinus sphénoïdal est saine. Le nez, à gauche, est transformé en une vaste cavité unique.

On tamponne le nez très serré, peu de sang coule, mais coule continuellement. On draine le sinus frontal, dans l'angle externe, par crainte de rétention, le canal naso-frontal restant obturé par le tampon nasal. On place un autre petit drain dans l'angle inférieur pour éviter un hématome. Suture.

Le sinus sphénoïdal et le sinus maxillaire restent infectés et réinfectent l'ethmoïde.

Aussi M. Lermoyez décide-t-il d'intervenir à nouveau.

14 novembre, 2e opération. Voie maxillaire. Incision dans

le cul-de-sac gingivo-labial, du frein de la lèvre à la tubérosité malaire.

Trépanation par voie antérieure du sinus maxillaire et de la branche montante du maxillaire supérieur, dans sa moitié inférieure pour faire une brèche unique naso maxiliaire.

Beaucoup de fongosités dans la moitié inférieure du sinus maxillaire, dures et violettes : on abrase toute la paroi naso-maxillaire ; nettoyage du recesuus sphéno-ethmoïdal fongueux.

On ouvre à la curette et à la pince de Hajek, le sinus sphénoïdal. Celui-ci présente une paroi antérieure épaissie. Chaque coup de curette a provoqué le réveil.

Fongosités violettes sur le plancher du sinus sphénoïdal, bien cureté, après élargissement de la brèche. Mèches dans le sinus sphénoïdal et le sinus maxillaire sortant par le nez.

Suture immédiate de la plaie buccale.

OBSERVATION IV.

Communiquée par le docteur Vacher.

(Voir nasale exclusive avec élargissement de l'échancrure nasale).

Mlle Ch. Germaine, 32 ans.

Examen le 20 janvier 1903. Pas d'antécédents héréditaires ni collatéraux. Rougeole dans l'enfance.

Opération le 13 mars 1903.

Le sinus frontal cureté et l'ethmoïde enlevé dans sa plus grande partie, on pratique l'élargissement de l'échancrure nasale pour ouvrir le sinus maxillaire et aborder le sphénoïde.

Dilatation de la narine au maximum. On incise sur le bord du squelette jusqu'uà l'échancrure, on détache les tissus jusqu'à l'os et les reporte en dehors avec la rugine. Application d'une couronne de trépan d'un centimètre de diamètre qui enlève l'échancrure nasale et la paroi interne et inférieure du sinus maxillaire jusqu'à 4 centimètres environ de profondeur.

Cette large et longue rondelle enlevée, le petit doigt pénètre en entier dans la fosse nasale et dans la cavité du sinus maxillaire. La narine n'est pas déformée, la plaie ne communique pas avec la bouche.

Par cette large entrée on termine l'ablation des cellules ethmoïdales et du cornet moyen, l'ouverture du sinus sphénoïdal est agrandie avec une fraise qui agit d'arrière en avant en haut légèrement, en bas jusqu'à faire disparaître la paroi antérieure jusqu'au ras de la cavité du sinus.

CONCLUSIONS

On a vu combien multiples étaient les voies d'accès au sinus sphénoïdal.

Mais il en est trois principales qui suffisent dans la grande majorité des cas : la voie orbito-ethmoïdale, la voie maxillaire, la voie nasale.

Les deux premières sont indiquées plutôt par d'autres lésions concomitantes à la sphénoïdite que par des considérations anatomiques. Elles présentent dans leur exécution de réelles difficultés et exigent la narcose généralisée.

Aussi n'ira t-on pas au sinus sphénoïdal à travers un ethmoïde sain, pas plus d'ailleurs qu'à travers un sinus maxillaire normal.

Mais, s'il y a une ethmoïdite qui complique la sinusite sphénoïdale et que celles-ci provoquent des accidents méningés ou orbitaires, on doit recourir sans plus tarder à la voie orbitaire et ouvrir le sinus après en avoir transformé les cellules ethmoïdales en une cavité unique.

De même si l'antre dHigmore réclame, pour ses propres lésions, l'opération du Caldiwel-Luc, on réséque complètement l'angle naso-maxillaire, et dans le fond de l'entonnoir, que présente la plaie, guidé par un bon éclairage, le chirurgien ouvre le sinus sphénoïdal.

Dans tous les autres cas, on doit préférer la voie nasale, élargie, si besoin est, par la résection de l'échancrure nasale, voie nasale qui a déjà servi au diagnostic et servira plus tard aux pansements et aux interventions secondaires.

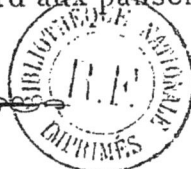

202